AF586653

INTRODUCTION DIADERMIQUE

DES

MÉDICAMENTS

PAR L'ÉLECTRICITÉ

PAR

Félix ALLARD
Pharmacien de 1re classe
LICENCIÉ ÈS-SCIENCES PHYSIQUES
PRÉPARATEUR A LA FACULTÉ DE MÉDECINE DE MONTPELLIER

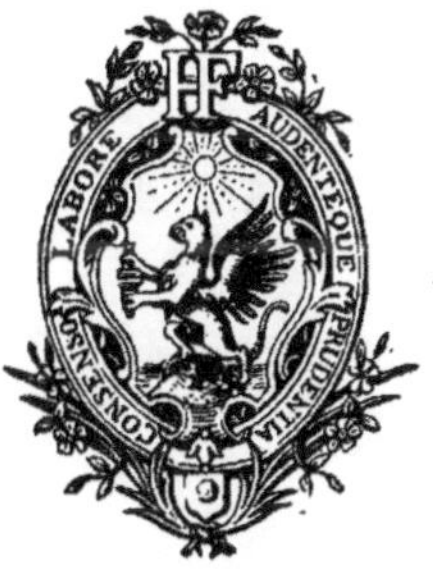

MONTPELLIER
IMPRIMERIE CENTRALE DU MIDI
(HAMELIN FRÈRES)

1895

INTRODUCTION DIADERMIQUE

DES

MÉDICAMENTS

PAR L'ÉLECTRICITÉ

INTRODUCTION DIADERMIQUE

DES

MÉDICAMENTS

PAR L'ÉLECTRICITÉ

PAR

Félix ALLARD

Pharmacien de 1re classe

LICENCIÉ ÈS-SCIENCES PHYSIQUES

PRÉPARATEUR A LA FACULTÉ DE MÉDECINE DE MONTPELLIER

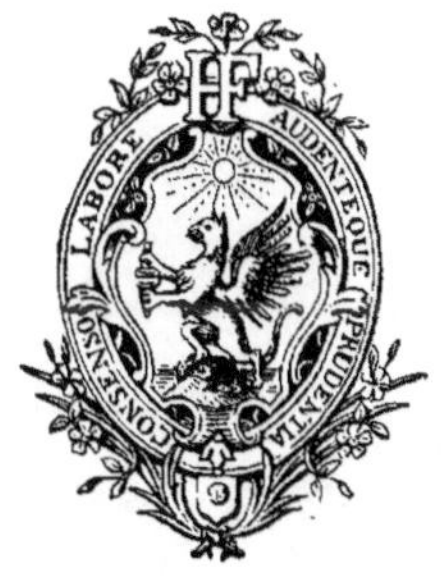

MONTPELLIER

IMPRIMERIE CENTRALE DU MIDI

(HAMELIN FRÈRES)

1895

A MONSIEUR LE PROFESSEUR IMBERT

DE LA FACULTÉ DE MÉDECINE

Hommage respectueux.

F. ALLARD.

A MON PÈRE ET A MA MÈRE

A MON ONCLE LE DOCTEUR LOUIS BLANC

Médecin en chef des hôpitaux d'Avignon.

A MA FAMILLE

F. ALLARD.

A MONSIEUR LE PROFESSEUR MASSOL

DE L'ÉCOLE SUPÉRIEURE DE PHARMACIE

A MES MAITRES

A MES AMIS

F. ALLARD.

INTRODUCTION

De tous temps, l'idée d'utiliser l'énergie électrique au transport des particules liquides ou solides à travers l'organisme a séduit les expérimentateurs. Cette propriété de l'électricité se manifeste dans plusieurs circonstances ; les particules de charbon ou de métal qui, dans l'arc électrique, sont déplacées d'un pôle à l'autre, mais surtout du pôle positif au pôle négatif, les solutions salines ou acides qui cheminent de l'anode à la cathode, à travers une cloison poreuse, dans l'expérience classique de Porret, les liquides d'une fibre musculaire que l'on voit sous le microscope transportés dans le sens du courant; voilà autant d'exemples de cette propriété particulière de l'énergie électrique.

Restait à voir si les particules solides en dissolution, arrivées en contact avec la peau, franchissaient la barrière épithéliale comme une cloison poreuse. S'il en était ainsi, la méthode promettait beaucoup au point de vue thérapeutique.

Elle nous faisait entrevoir, non seulement la possibilité de suppléer à un estomac rebelle, mais aussi celle de porter directement le médicament sur la partie malade sans subir les pertes dues à la non-absorption et à l'élimination intestinale.

De nombreuses expériences ont été faites ; nous nous proposons de résumer d'abord dans un premier chapitre les recherches où l'électricité statique a été utilisée, puis celles relatives aux courants faradiques. Mais le nombre restreint de données que nous possédons sur ces deux modes d'électrisation nous permettra de glisser rapidement et de nous étendre sur l'influence du courant continu qui fera presque uniquement l'objet de cette étude. Nous indiquerons donc à la suite, dans un ordre chronologique, les expériences successivement imaginées et les résultats obtenus par les physiciens et les médecins.

Dans le deuxième chapitre, nous définirons la cataphorèse de Du Bois-Raymond, phénomène physique qui avait suggéré à Munck l'idée d'une application thérapeutique. Nous essaierons de montrer par où pèche la théorie ancienne et nous arriverons ainsi, en décrivant les expériences les plus récentes qui sont aussi les plus scientifiques, à pouvoir établir une théorie en rapport avec les résultats fournis par les expériences de laboratoire et les essais thérapeutiques, théorie basée sur l'idée qu'on se fait de l'électrolyse depuis les travaux de Bouty, Hittorff. Kohlrauch, Ostwald et Arrhénius.

Le chapitre suivant renfermera quelques données sur la façon de doser le médicament dans ce mode d'administration. Nous y exposerons les difficultés dont s'entourent ces recherches et la façon de les surmonter.

Enfin, dans un quatrième chapitre, nous indiquerons les applications thérapeutiques les plus importantes, en donnant des exemples de traitements locaux et généraux. Sans citer les observations dont l'exposition détaillée nous ferait sortir du cadre où nous avons voulu nous renfermer, nous indiquerons la technique opératoire et les résultats les plus saillants. Nous terminerons en résumant les conclusions qui nous paraissent découler de cette étude.

Avant d'aborder notre sujet, nous tenons à dire combien nous sommes heureux de l'occasion qui nous est offerte aujourd'hui pour acquitter une dette bien juste de reconnaissance.

M. le professeur Imbert, notre premier maître à la Faculté de médecine de Montpellier, qui a bien voulu nous diriger dès le début de nos études, n'a jamais cessé de nous aider de ses conseils; qu'il veuille bien accepter de son préparateur l'expression d'une profonde gratitude.

Nous sommes heureux de pouvoir adresser à M. le professeur Massol, de l'École supérieure de pharmacie, nos plus sincères remerciements pour les excellents conseils qu'il a bien voulu nous donner dans la rédaction de ce travail.

M. H. Imbert, chargé des fonctions d'agrégé à l'École supérieure de pharmacie, nous a depuis longtemps accordé de nombreuses marques d'intérêt. Nous le prions d'accepter ici l'expression de notre affectueuse reconnaissance.

INTRODUCTION DIADERMIQUE

DES

MÉDICAMENTS

PAR L'ÉLECTRICITÉ

CHAPITRE PREMIER

HISTORIQUE

I. — PÉNÉTRATION PAR L'ÉLECTRICITÉ STATIQUE

L'électricité statique étant la plus anciennement connue, c'est avec elle que les premiers essais ont été tentés.

L'abbé Nollet, en 1753, dans ses recherches sur les causes particulières des phénomènes électriques, étudie le pouvoir que possède l'effluve électrique d'entraîner certaines substances. Il serait inutile de citer les expériences fantaisistes de Pivati et Bianchi, si elles ne pouvaient servir à montrer l'état de la question à cette époque et la façon peu scientifique dont les expériences étaient conduites et interprétées. Un morceau de scammonée était hermétiquement enfermé dans un tube de verre large à parois épaisses. Le médecin électrisait par frottement le tube et, s'en servant comme d'un excitateur, tirait des étincelles du malade placé sur un tabouret isolant. La scammonée entraînée parcelle par parcelle pénétrait dans le corps du patient qui ne tardait pas à en ressentir les effets purgatifs. Ces faits, qui touchent plutôt à la prestidigitation qu'à la physique, n'ont fait que jeter du discrédit sur cette question que l'on considéra alors, en France surtout, comme une véritable absurdité.

A peu près à la même époque, Beckensteiner, plaçant un malade sur le tabouret électrique, tirait des étincelles avec des excitateurs faits de métaux différents (or, argent, platine), afin d'en faire pénétrer des parcelles dans l'économie.

Ces études ont été reprises par les docteurs Vigouroux et Larat et n'ont donné que des résultats douteux.

Dans le *Lyon médical*, en septembre 1892, le docteur Aubert publie le résultat de ses recherches sur l'absorption cutanée par l'électricité statique. Il préconise pour faire ces études l'emploi des alcaloïdes et particulièrement de ceux qui agissent sur les glandes sudorales (atropine, pylocarpine).

La méthode des *empreintes*, qu'il a lui-même imaginée, sert à montrer les glandes ou les groupes de glandes qui entrent en jeu.

Un papier blanc imbibé d'une solution d'azotate d'argent ou d'azotate de sous-oxyde de mercure est appliqué encore humide sur la partie du corps en expérience. Les empreintes pointillées qu'on observe donnent le graphique du phénomène. On peut appliquer d'abord le papier sur la peau et badigeonner avec la solution seulement après. Enfin, si l'on mélange du réactif de Poitevin (liqueur photographique) avec du chlorure de palladium, ce dernier sel est réduit en présence de l'eau au niveau des orifices glandulaires.

Résumons par quelques propositions les résultats de ces recherches :

1° Les étincelles tirées sur des compresses appliquées sur le corps et imbibées d'eau pure ne produisent rien, ni diminution, ni arrêt de la sécrétion sudorale;

2° Le passage de l'électricité statique sous forme de courant continu ne produit rien, que la compresse soit ou non imbibée de la solution d'alcaloïde;

3° L'aigrette positive ou négative ne produit rien;

4° L'étincelle négative n'a aucune action, qu'elle agisse seule ou avec l'alcaloïde;

5° Avec l'étincelle positive seule on n'a aucune action, mais avec elle une solution de pylocarpine pénètre dans les tissus. L'empreinte montre que des groupes de glandes ont donné mais d'une façon irrégulière;

6° Avec la bouteille de Leyde on n'obtient aucun effet, quel que soit le pôle employé.

L'auteur essaie d'expliquer ces phénomènes; il est en effet extraordinaire que l'on obtienne des résultats différents en faisant éclater l'étincelle et en se servant de la bouteille de Leyde.

D'après le docteur Aubert, lorsque l'étincelle jaillit, il n'y a pas à proprement parler de direction bien déterminée pour le passage de l'électricité. Les fluides positif et négatif se précipitent à la rencontre l'un de l'autre, cependant le positif semble avoir plus d'élan que le négatif (la photographie des étincelles semble le confirmer). Avec la bouteille de Leyde cette faible polarité perdrait ses droits.

Ce sont là tous les faits que nous avons pu rassembler sur cette question. Les résultats fournis par ce mode d'électrisation sont, comme on le voit, peu probants. Ils ne méritent pas qu'on s'y arrête davantage.

II. — PÉNÉTRATION PAR L'ÉLECTRICITÉ FARADIQUE

Les seuls travaux que nous connaissions sont ceux du docteur Aubert, qui, opérant toujours avec des solutions de pylocarpine, constate une pénétration plus marquée par un électrode que par l'autre.

Il y a, en effet, dans les courants faradiques, une polarité. Chacune des bornes est, il est vrai, alternativement pôle positif et pôle négatif ; mais, dans les applications médicales ou physiologiques, le courant induit de fermeture est négligeable. En ne considérant que le courant de rupture on peut attribuer deux pôles à la bobine.

Le pôle positif est l'extrémité du fil de la bobine d'où part le courant de rupture traversant un conducteur interpolaire, le pôle négatif est l'autre extrémité. Dans la pratique on distinguera les deux pôles en appliquant les deux index sur les deux bornes. La sensation la plus douloureuse est ressentie dans le doigt qui touche la cathode.

En somme, les résultats obtenus avec ces courants induits ne sont pas très démonstratifs ; il est difficile, à cause de la douleur provoquée par eux, d'atteindre une intensité suffisante.

Nous avons hâte d'arriver au cœur de la question qui fait l'objet de cette étude, de montrer ce qui a été fait avec les courants continus.

III. — PÉNÉTRATION PAR LES COURANTS GALVANIQUES

L'idée d'employer le courant continu pour faire pénétrer les médicaments dans l'organisme par voie diadermique est déjà ancienne (Fabré-Palaprat, 1833).

Depuis, de nombreux expérimentateurs se sont occupés de la question.

C'est MUNCK qui tenta le premier l'action des courants galvaniques avec de la strychnine sur les animaux. L'anode, imbibée d'une solution de strychnine, était appliquée en un point rasé de la peau d'un lapin, la cathode placée en un point quelconque du corps ; l'animal mourut en quelques minutes avec les symptômes de l'empoisonnement par cet alcaloïde.

Chez l'homme, il essaya le premier aussi l'absorption de la quinine et de l'iodure de potassium.

La force particulière, propriété nouvelle du courant électrique qui produisait ce transport, était appelée *cataphorèse*. On en faisait les premières applications.

En 1859, le docteur RICHARDSON s'occupa de la *cataphorèse électrique* et écrivit deux articles sur le « Narcotisme voltaïque ». Il produisit une anesthésie locale avec des solutions de morphine appliquées à l'anode.

Une éponge imbibée d'un mélange de teinture d'aconit, d'extrait d'aconit, d'alcali et de chloroforme, était appliquée sur la patte d'un chien et mise en communication avec l'anode, tandis que la cathode imbibée d'une simple solution saline se trouvait en un point quelconque du corps. Au bout d'une demi-heure l'anesthésie était complète et l'amputation pouvait être faite sans douleur.

Les travaux de Richardson ont été violemment attaqués. On a prétendu, d'une part, que les mêmes résultats étaient obtenus par simple application ; de l'autre, que le passage du courant produisait une irritation et une destruction des tissus capables de favoriser l'absorption. Le courant, d'après les contradicteurs, n'était pour rien dans la pénétration.

Vingt-cinq années s'écoulent sans que la question soit reprise. C'est seulement en 1885 qu'elle revient à l'ordre du jour avec la thèse de LAURET (Montpellier, 1885) qui fait entrer la question dans le domaine vraiment scientifique.

Introduction des substances médicamenteuses à travers la peau saine par l'influence de l'électricité, tel est le titre de son travail très consciencieux et très approfondi. L'expérience fondamentale est la suivante : l'avant-bras est plongé, mais sans en toucher les parois, dans un vase de fer-blanc renfermant une solution d'iodure de potassium. Une borne fixée sur la paroi du vase est en communication, tantôt avec le pôle positif, tantôt avec le pôle négatif d'une pile, le pôle opposé étant mis en contact par l'intermédiaire d'une large électrode humide avec la partie supérieure du bras.

Le docteur Lauret, après s'être assuré que l'immersion simple ne donne aucun résultat, fait passer le courant tantôt dans un sens, tantôt dans l'autre, et constate par l'analyse des urines que l'absorption de l'iode est sensiblement plus forte lorsque la borne métallique est en contact avec le pôle positif et le bras avec le négatif que dans les conditions inverses. Il en conclut que le phénomène du transport n'est pas, comme le prétend Munck, la cause principale de la pénétration des substances, et que, à côté de cette force, il en existe un ensemble d'autres, d'une puissance bien plus considérable, paraissant agir en sens inverse de la précédente. Pour lui, le bras mis en communication avec le pôle négatif jouerait le rôle d'un simple conducteur, d'une électrode négative plongée dans un bain d'iodure de potassium communiquant d'autre part avec le pôle positif. Sous l'influence du courant l'iodure de potassium se décompose, l'iode se porte sur le pôle négatif, c'est-à-dire sur le bras. L'osmose achèverait la pénétration. Lauret n'avait fait qu'entrevoir la véritable explication du phénomène; pour lui, l'électricité ne servait que comme agent de décomposition et ne facilitait pas la pénétration. Les résultats sur le sens de l'introduction sont exacts, mais ils ont été mal interprétés par quelques auteurs qui ont voulu généraliser à tous les corps ce qu'il avait obtenu avec l'iodure de potassium. L'impression gardée était que la pénétration se faisait toujours par le pôle négatif.

Nous verrons, dans le chapitre relatif à la théorie, que celle adoptée par nous explique parfaitement les résultats obtenus par le docteur Lauret.

En opérant dans les meilleures conditions la quantité d'iodure absorbé est de 0 gr. 02. Ce chiffre est faible, il est vrai, mais qu'importe la dose, si l'action médicatrice est obtenue, et nous verrons dans la suite qu'avec de faibles poids de substances actives on observe des améliorations indiscutables. Ce n'est donc pas là, comme le conclut Lauret, un résultat peu en faveur de la méthode.

Après Lauret, Wagner fait quelques expériences avec la cocaïne (*Wiener medical Presse*, 1886) ; il opère avec des solutions à 5 pour 100 placées à l'anode au moyen d'une électrode éponge (I = 10m. a. Durée : une heure) et obtient des anesthésies locales.

Corning, à la même époque, publie dans le *New-York medical Journal* (novembre 1886) des expériences sur l'anesthésie par le courant voltaïque avec la cocaïne. La solution de cocaïne est à 5 pour 100 toujours à l'anode, l'intensité de 20 m. a., la durée de trente-cinq minutes. La peau, qui a rougi, est devenue tout à fait insensible. On peut enfoncer des aiguilles sans que le sujet manifeste aucun signe de douleur.

Adamskiewicz, la même année, préconise l'emploi du chloroforme comme anesthésique local, et essaie sa pénétration à travers les tissus par le pôle positif. Il propose une électrode spéciale dont nous donnerons la description en indiquant la technique opératoire de l'anesthésie locale dans le chapitre des applications thérapeutiques. Notons, pour le moment, qu'il a obtenu de bons résultats.

Wagner, Corning et Adamskiewicz ont rencontré de nombreux contradicteurs, et les objections qui, vingt-cinq ans avant, étaient faites à Richardson pouvaient être appliquées à leurs travaux.

Le chloroforme s'évaporait en grande partie, et la faible quantité qui agissait aurait produit le même effet analgésique par simple application sur la peau.

Adamskiewicz a cependant répondu à quelques-unes de ces objections et a fait sur le lapin des expériences qui paraissent lui donner raison, en partie du moins. Il colore le chloroforme avec du violet de gentiane et le fait absorber par l'oreille du lapin. Les tissus examinés au microscope présentent nettement la coloration violette.

L'année 1886 est fertile en travaux de cet ordre.

Lombroso et Matteini (*La Reforma medica*, juillet-novembre 1886) ont obtenu, eux aussi, de bons résultats dans le traitement des névralgies ; ils opéraient avec des électrodes ordinaires et des éponges imbibées de chloroforme. L'intensité du courant variait de 10 à 15 m. a., le pôle actif était toujours l'anode.

En 1885, Petterson reprend la question et fait paraître une série d'articles dans le *New-York medical Journal :*

Cataphorèse électrique comme agent thérapeutique (27 avril 1889) ;

Note sur un nouveau système de dosage exact dans l'usage cataphorétique des médicaments (15 novembre 1890) ;

Études complémentaires sur l'emploi thérapeutique de la diffusion anodale (31 janvier 1891).

Après avoir vérifié et complété les expériences de Wagner et Corning avec la cocaïne ; après avoir critiqué et perfectionné celles d'Adamskiewicz avec le chloroforme, il étudie un nouveau dispositif qui lui permet, dit-il, de doser le médicament à administrer. Nous verrons dans le paragraphe consacré à la posologie en quoi consiste ce procédé et la valeur qu'il faut lui attribuer.

En 1891, Morton, dans une note parue dans le *New-York medical Journal*, indique une méthode un peu différente dont nous parlerons également. Puis il propose d'anémier l'organe sur lequel on veut faire agir localement un agent thérapeutique, afin de diminuer la diffusion dans la circulation générale. Il applique de préférence ce procédé au traitement des localisations articulaires de la goutte et du rhumatisme, et cite de nombreux cas où il a obtenu d'excellents résultats.

D'ailleurs, à partir de cette époque, les recherches se font toutes dans la même voie.

Edison fait au Congrès de médecine de Berlin (1890) une communication dans laquelle il propose d'introduire dans l'organisme des goutteux de la lithine, afin de dissoudre les concrétions tophacées d'acide urique et d'urate de soude caractéristiques de cette affection.

La main ou le pied malade sont plongés dans un vase contenant une solution aqueuse de chlorure de lithium en communication avec le pôle positif, tandis que l'autre main ou l'autre pied baignent dans une solution de chlorure de sodium. La durée du bain doit être de quatre heures par jour. L'analyse des urines lui a montré que le lithium passe dans la circulation générale.

Le docteur Imbert de la Touche a modifié la méthode de la façon suivante :

Les pôles reposent sur deux faces d'un même membre. Le courant traverse directement le siège du mal au lieu de se diffuser dans l'organisme entier pour aller d'une main ou d'un pied à la main ou au pied du membre opposé. De larges électrodes-éponges trempées dans la solution médicamenteuse sont placées des deux côtés du genou ou de la cheville, par exemple, pendant dix minutes ; l'intensité doit monter progressivement à 60, 80 et 100 m. a. On doit d'ailleurs se laisser guider par la tolérance du malade. Le docteur Imbert de la Touche recommande de terminer la séance en rejoignant les deux pôles du membre droit à un seul fil qu'on place au pôle positif, les deux pôles du membre gauche à un second fil qui se termine au pôle négatif, et de faire parcourir à la manette du collecteur la gamme des intensités en montant puis en redescendant.

Sous l'influence de son traitement, répété tous les jours au début, et durant plusieurs heures, le docteur Imbert de la Touche constate de grandes améliorations chez les goutteux et les rhumatisants, tant au point de vue local qu'au point de vue général.

Dans tous les travaux que nous venons de résumer, les auteurs ont essayé d'introduire localement l'agent médicamenteux dont l'action doit se produire dans un organe ou une portion d'organe bien déterminés. GÆRTNER et HERMANN publient dans la *Semaine médicale*, en 1889, le résultat de leurs recherches faites dans une voie un peu différente. Leur but est de faire pénétrer du mercure dans l'organisme en évitant la voie stomacale et, de ce fait, les accidents consécutifs à l'absorption du mercure par le tube digestif. Nous citerons leurs expériences dans le chapitre des applications thérapeutiques. Elles nous serviront comme exemple de traitement s'adressant à l'organisme entier.

Le docteur AUBERT, après avoir étudié dans le *Lyon médical* l'action de l'électricité statique et faradique, s'occupe de celle des courants continus.

Il se sert dans ses expériences d'un électrode de 4 centimètres de diamètre appliqué sur quatre épaisseurs de mousseline ou de tarlatane imbibée d'un solution de pylocarpine à 1 centigr. par gramme, l'autre électrode est une lame métallique large. Voici quelles sont les conclusions qu'il tire de ces expériences :

1° Le courant sans substance active ne produit pas de modifications sudorales ;

2° Le courant pourrait produire des effractions de l'épiderme et l'absorption serait favorisée de ce fait. Il n'en est rien ;

3° La substance active ne pénètre et par suite ne produit d'effet que si elle est appliquée au pôle positif.

Le Dr Aubert étudie ensuite l'influence du dissolvant.

L'alcool est un bon dissolvant, mais ne doit être employé que si l'eau ne peut dissoudre le médicament.

La glycérine est préférable ; sa résistance étant plus faible, elle exige un courant moins intense et provoque des douleurs moindres que l'eau.

Il semble résulter des expériences du Dr Aubert que les substances introduites ne pénètrent dans les tissus qu'à une très petite profondeur : le transport d'un pôle à l'autre, même pour une épaisseur de 1 centimètre, ne s'effectuerait pas d'après ses recherches.

Jusqu'à présent, comme on le voit, la question est restée obscure, et cela pour deux raisons principales :

Presque toutes les expériences ont été surtout thérapeutiques, et, à part les recherches du Dr Lauret, aucune preuve physiologique ou chimique nette n'a été donnée de la pénétration des matériaux.

De plus, les expérimentateurs étaient guidés dans leurs recherches par des idées théoriques admises alors. Les notions physico-chimiques sur l'électrolyse nouvellement acquises à la science permettent de donner aujourd'hui une explication plus en rapport avec les faits observés.

Nous allons d'abord exposer la théorie ancienne de la cataphorèse et voir comment on doit la transformer en se basant sur les idées nouvelles et les expériences si bien conduites que M. Labatut a exposées dans le *Dauphiné médical*.

CHAPITRE II

THÉORIE

Lorsque deux récipients séparés par une membrane sont remplis de liquide et que dans chacun d'eux se trouve une électrode, il s'établit un courant à travers la membrane, dans la direction du courant galvanique, c'est-à-dire allant du pôle positif au pôle négatif, de sorte que, après un certain temps, il y a augmentation de liquide dans le récipient négatif.

Or on sait que l'osmose se produit naturellement sans le secours de l'électricité entre deux liquides dissemblables, et on connaît pour chaque cas particulier le sens du courant osmotique ; mais, lorsque l'anode est placée dans l'un des liquides et la cathode dans l'autre, le courant naturel osmotique est renversé.

Du Bois-Raymond avait vu là une propriété particulière des courants continus et l'avait appelée l'*action cataphorétique du courant voltaïque* ou *cataphorèse électrique*.

Les différents effets de pénétration observés sur l'homme pouvaient ou plutôt semblaient pouvoir s'expliquer par cette théorie de la cataphorèse. C'est à elle, disait du Bois-Raymond, qu'est dû le transport à travers la peau des substances dissoutes sous l'influence d'un courant galvanique.

Nous remarquons qu'il y a dans ce qui précède deux faits physiques distincts et qui sont confondus par du Bois-Raymond :

I. L'entraînement du liquide dans le sens du courant (différence de niveau) qu'on peut l'appeler *endosmose électrique.*

II. L'entraînement dans le même sens des molécules dissoutes qu'on peut appeler *dialyse électrique.* C'est le phénomène observé par Porret.

Comparons ces phénomènes à ce qui se passe. Lorsque, sans courant, une cloison poreuse sépare une dissolution saline de l'eau pure, il se produit :

1° Un passage de l'eau pure à travers la cloison poreuse vers la dissolution saline (endosmose) ;

2° Un passage des molécules salines de la dissolution à travers la cloison vers l'eau pure (dialyse).

Les deux transports sont en sens inverse, indépendants l'un de l'autre, et il ne suffit pas d'avoir constaté que le courant électrique peut changer le sens de l'endosmose pour dire qu'il active la dialyse, pas plus qu'il ne suffit d'avoir constaté l'endosmose électrique pour conclure à la dialyse électrique de même sens. On confond donc ainsi deux phénomènes physiques distincts, et, si on appelle, comme Du Bois-Raymond, cataphorèse le transport dans le sens du courant des molécules dissoutes, on applique à un phénomène qui n'est pas démontré le nom d'un autre phénomène dont l'existence n'est pas douteuse.

Donc, le transport des molécules dissoutes dans le sens du courant n'est pas prouvé. Mais, si ce fait existait, il devrait être général; tous les corps devraient subir l'entraînement toujours dans le même sens. En opérant sur des sels dissous, on devrait retrouver, après pénétration, le sel en entier. Or il n'en est rien, et Lauret, dans ses expériences, avait fort bien remarqué qu'avec son bain d'iodure de potassium l'absorption était beaucoup plus grande au pôle négatif qu'au positif. Le transport se faisait donc, dans ce cas, en sens inverse du courant et non dans le même sens, comme le voulait la théorie de la cataphorèse. Aussi Lauret conclut qu'à côté de la force invoquée jusqu'à ce jour, il existe une autre force, peut-être un ensemble d'autres forces d'une puissance bien plus considérable, paraissant agir en sens inverse de la précédente. Malheureusement une expérience exacte et bien interprétée par son auteur a donné naissance à une conception erronée ; l'impression qui est restée de tout ceci est que l'absorption est plus forte, et que le transfert s'opère plus facilement dans le sens du négatif au positif que dans le sens contraire.

Cependant Lauret avait à peu près bien interprété le phénomène. L'avant-bas étant positif, la paroi métallique de la cuve négative, l'électricité agit comme agent de mise en liberté de l'iode, corps volatil, et celui-ci absorbé sans que l'électricité y soit pour rien.

La vérité n'est probablement pas encore toute là. Si le transport des molécules dans le sens du courant n'est pas un phénomène prouvé, il est un phénomène physique dans lequel le transport des matières dissoutes ou des éléments de ces matières est nécessairement lié au passage du courant. D'après les théories modernes de l'électrolyse, la conductibilité électrique du dissolvant serait négligeable; dans les solutions électrolytiques, la conductibilité appartiendrait seulement aux molécules dissoutes qui conduisent l'électricité, en se décomposant sous l'action du courant. D'après Arrhénius et Joubert, l'eau, si elle était absolument pure, ne conduirait pas le courant. Ces théories admettent de plus que dans les électrolytes le transport des produits de décomposition (*ions*) est nécessairement lié au mouvement de l'électricité.

Les éléments de décomposition électrolytique ayant reçu de Faraday le nom d'*ions*, Hittorff a appelé *transport des ions* les échanges qui se font sous l'action du courant, loin des électrodes, soit dans une solution unique électrolysée, soit entre deux solutions différentes en contact l'une avec l'autre.

Ce n'est pas seulement un point de théorie pure qu'il s'agit d'éclaircir, il est important au point de vue strictement médical de savoir auquel des deux phénomènes physiques, électrolyse ou cataphorèse, on doit attribuer l'introduction dans l'organisme.

Suivant que l'une ou l'autre des deux théories est exacte, les éléments introduits diffèrent. Or, dans l'application thérapeutique, le point essentiel est de savoir ce qu'on introduit.

Ainsi, avec le chlorure de potassium, par la cataphorèse, ce sera la molécule entière qui pénètrera ; si au contraire l'électrolyse est la cause du phénomène, il y aura décomposition en un *ion potassium* qui peut s'introduire *en descendant le courant* et un *ion chlore* qui peut s'introduire *en remontant le courant.* L'électrolyse présente donc cette différence essentielle sur la cataphorèse de transporter certains ions dans le sens ascendant du courant.

Pour prouver expérimentalement ces faits et pour rechercher le chemin suivi par chaque élément en particulier, M. Labatut a imaginé l'appareil dont nous donnons la description sommaire :

Un tube en U, disposé verticalement, a chacune de ses branches fermée par une membrane poreuse (parchemin, peau humaine, etc.) Cette cloison est maintenue par une bague en caoutchouc sur laquelle vient s'adapter, à frottement dur, un large tube de verre. Chacun de ces manchons recevra la solution à électrolyser. Le tube en U est rempli d'un liquide bon conducteur additionné d'un réactif indicateur convenable. Un charbon, servant d'électrode, plonge dans chaque manchon. Pour maintenir l'égalité de pression sur les deux membranes, un réservoir de pression est adapté à la partie inférieure du tube en U.

Plaçons dans les deux récipients supérieurs du salicylate de soude, le tube en U étant rempli d'une solution de chlorure de sodium, additionnée d'une faible quantité de perchlorure de fer. Le passage du courant introduit dans ces conditions de l'acide salicylique du côté du pôle négatif, cet acide traverse la membrane et vient donner avec le perchlorure de fer la coloration violette du salicylate ferrique. L'autre branche n'offre aucune coloration. Donc *l'acide salicylique remonte le courant.*

Voilà un déplacement que la cataphorèse, telle que nous l'avons définie, est impuissante à expliquer.

M. Labatut a étudié de cette façon le transport d'un grand nombre de sels. Jamais l'élément acide ne s'introduit par le pôle positif.

Dans le déplacement des produits de décomposition de certains colorants basiques pris à l'état de chlorures (fuchsine, bleu de méthylène, etc.), le chlore est l'ion électro-négatif, le colorant basique l'ion électro-positif. Avec les colorants acides (éosine, érythrosine), la base étant alcaline, c'est l'inverse qui se produit.

Enfin, avec les sels doubles il se fait une électrolyse particulière à chaque cas, que l'on ne peut prévoir et qu'il faut avoir expérimentée.

L'un des métaux fait toujours partie de l'élément acide. C'est ainsi par exemple que l'électrolyse du chlorure double d'or et de potassium donne du potassium comme ion électropositif et du chlorure d'or comme ion électro-négatif.

Voilà pour le fait physique ; il fallait pousser plus loin les recherches, voir si les phénomènes conservent leur caractère lorsqu'on expérimente d'abord sur les tissus morts, puis sur les animaux vivants, sur l'homme sain enfin.

M. Labatut opère sur du muscle de cheval avec du lithium qui sera révélé facilement et sûrement par l'analyse spectrale. Les questions à résoudre sont les suivantes :

La matière pénètre-t-elle ? Quel est le sens du transport ?

A quelle profondeur la trouve-t-on pour une intensité et un temps donnés ?

Dans une cuve rectangulaire en verre on place un morceau de muscle de cheval qui occupe une épaisseur de 10 cm. et dont les extrémités s'appliquent exactement contre les parois de la cuve. Il la divise ainsi en deux compartiments que l'on remplit d'une solution de chlorure de lithium à 5 pour 100 jusqu'à une hauteur inférieure de 1 cm. à celle du muscle et dans lesquels on place des électrodes en charbon. Le courant, d'une intensité de 80 m. a., passe pendant une heure.

L'opération terminée, le muscle est lavé à grande eau, puis divisé en huit tranches par des sections perpendiculaires à la direction du courant qui le traversait. Le lithium a été dosé dans chaque tranche séparément. Après destruction des matières organiques par le chlorate de potassium et l'acide chlorhydrique, évaporation à sec et carbonisation, ce chlorure de lithium est extrait avec de l'eau acidulée par de l'acide chlorhydrique. On évapore à siccité; le résidu ne contenant que du chlorure de lithium impur est traité par un mélange d'alcool et d'éther anhydres qui dissout le chlorure de lithium. Après évaporation de l'alcool éthéré, le sel est dissous dans l'eau. On peut alors rechercher qualitativement le lithium au spectroscope. Si on veut le doser, on le précipite à l'état de phosphate trilithinique, on le sèche et on le pèse.

On a retrouvé dans le muscle les six dixièmes du poids du lithium qui eût été théoriquement transporté dans un voltamètre d'après la loi de Faraday. Sur cette quantité de lithium, cinq sixièmes étaient dans la tranche la plus voisine de l'entrée du courant, le dernier sixième dans la deuxième tranche. Enfin la portion qui, à la sortie du courant, était en contact avec la solution renfermait des traces absolument négligeables de sel; elles ont dû pénétrer par dialyse.

On voit quelle est l'importance de cette expérience; elle nous montre d'une façon certaine :

1° *Qu'il y a transport de lithium à travers les tissus morts dans le sens du courant seulement ;*

2° *Qu'en thérapeutique, le premier effet de ce mode d'introduction sera local et que les effets généraux ne se manifesteront qu'après diffusion et entraînement dans la circulation.*

Les tissus vivants se comportent-ils comme les tissus morts ?

M. Labatut, pour résoudre cette deuxième question, a opéré d'abord sur les animaux, sur les lapins. Il a voulu se servir d'une substance étrangère à l'organisme dont la recherche et le dosage puissent se faire par des procédés sensibles et sûrs. L'arsenic, sur lequel son choix s'est arrêté, répond à ces deux conditions.

L'arsenic peut, il est vrai, exister antérieurement dans le corps de l'homme ou des animaux en expérience ; mais alors il se localise habituellement dans le foie ou le rein. Si on le retrouve en qualité notable dans la patte sur laquelle on a essayé la pénétration, sans en déceler la présence dans ses lieux d'élection, on pourra conclure sûrement que l'animal ne contenait pas d'arsenic avant l'expérience.

Un lapin de deux kilogrammes environ avait les pattes postérieures soigneusement lavées et brossées, mais non rasées, afin d'éviter les écorchures que l'on pourrait accuser de servir de porte d'entrée. L'animal, solidement fixé sur une planche, a les deux pattes postérieures plongées chacune dans un vase contenant une solution d'arséniate de soude à 3 pour 100. Les électrodes en charbon plongent, la négative du côté de la patte droite, la positive du côté de la gauche. Le courant, d'une intensité de 20 m. a., passe pendant une heure dans le corps de l'animal, de gauche à droite, à travers la masse du bassin et des organes qu'il contient. Un rhéostat sert à maintenir l'intensité constante pendant toute la durée de l'expérience.

La séance terminée, les pattes sont essuyées ; l'animal sacrifié a les pattes coupées à quelques centimètres au-dessus de la portion recouverte par le bain. Des lavages à grande eau sont fait consciencieusement et les dernières eaux sont analysées. On s'assure qu'elles ne contiennent pas d'arsenic. L'analyse est ensuite faite par la méthode de Marsh avec toutes les précautions que nécessite le dosage de l'arsenic par la pesée de l'anneau.

Dans une première expérience, tout est disposé comme nous l'avons indiqué, le courant entre par la patte gauche et sort par la droite, les deux bains sont identiques.

La quantité d'arsenic trouvée dans le rein et le foie est très faible, 0 mg. 012 et 0 mg. 02; il est même probable que l'arsenic a été apporté dans ces organes par la circulation, qu'il ne s'y trouvait pas avant l'expérience. Le sang analysé en contient en effet aussi 0 mg. 02.

Le résultat le plus net de l'expérience est le suivant : tandis que la patte gauche (entrée du courant, pôle positif) ne contient que 0 mg. 15 d'arsenic, la patte droite (sortie du courant, pôle négatif) en contient 1 mg. 40.

De ce premier fait nous pouvons conclure que, si au pôle positif la cataphorèse intervient, son action est dans tous les cas bien moins importante que celle de l'électrolyse, qui a produit une introduction manifestement supérieure au pôle négatif.

D'ailleurs la faible quantité trouvée à l'entrée du courant peut être simplement le résultat d'une absorption cutanée.

Pour s'en assurer, M. Labatut répète l'expérience précédente en laissant les pattes dans le bain pendant une demi-heure, mais sans courant. Dans chaque patte, après avoir pris les mêmes précautions que précédemment, on a trouvé un poids d'arsenic égal à 0 mg. 14.

On peut donc conclure *que l'arsenic introduit au pôle positif est égal à celui qui pénétrerait par simple macération.*

Dans une troisième expérience, M. Labatut essaie l'introduction séparée dans le sens ascendant et le sens descendant.

Le vase de droite contient une solution d'arséniate de soude à 3 p. 100 et celui de gauche une solution de chlorure de sodium à 5 p. 100. Après une séance d'une demi-heure, la patte de droite contient 1 gr. 50 d'arsenic, celle de gauche 0 mg. 014.

L'expérience étant disposée en sens inverse, c'est-à-dire avec une solution d'arséniate de soude dans le vase de gauche et de chlorure de sodium à droite, la patte postérieure gauche contient 0 mg. 15 d'arsenic, quantité toujours en rapport avec l'absorption produite par simple macération.

Dans ces deux expériences, le dosage dans les différentes parties du corps montre que, pendant la durée de l'électrolyse, la dissémination dans tout l'organisme est faible. Il y a d'abord irradiation autour du point d'introduction, puis imprégnation générale.

En somme, de l'ensemble de ces expériences on peut conclure que :

1° *Le bain simple d'arséniate de soude produit une fixation sur la peau d'une faible quantité d'arsenic et une pénétration diadermique par simple dialyse ;*

2° *La cataphorèse, c'est-à-dire l'introduction par le pôle positif ou encore en descendant le courant ne fait pas pénétrer d'arsenic, puisque l'effet obtenu par ce mode de transport est identique à celui que l'on obtient par simple bain ;*

3° *L'introduction électrolytique en remontant le courant*

a *donné pour l'intensité adoptée des quantités d'arsenic dix fois supérieures à celles qui s'introduisent par simple contact.*

Il restait enfin à expérimenter sur l'homme, à voir si l'épiderme et les tissus humains se comportent comme le muscle de cheval, comme les téguments du lapin dans l'expérience précédente.

Un jeune homme de vingt-cinq ans est soumis pendant quatre jours consécutifs à l'action d'un courant de 40 m. a., durant une demi-heure, une main plongée dans un bain positif de chlorure de lithium à 2 p. 100, l'autre dans un bain négatif de chlorure de sodium.

100 cc. d'urine sont évaporés à sec et le résidu est carbonisé; le lithium est extrait par la méthode déjà indiquée, mais on se contente de rechercher sa présence au spectroscope, qui en indique des traces; le mode de dosage usité n'était pas assez sensible.

Les urines du premier jour n'ont pas présenté trace de lithium; le second jour, on a une faible apparition de la raie du lithium de longueur d'onde 670,6 ; le troisième et le quatrième, cette raie est devenue plus intense, mais jamais on n'a observé la raie de longueur d'onde 610,2 caractéristique des solutions concentrées.

La visibilité croissante de la raie du lithium montre que le métal s'est accumulé dans l'organisme sous l'influence du traitement répété.

En disposant l'expérience en sens inverse, le chlorure de lithium étant en communication avec le pôle négatif, on ne constate pas de pénétration. Par le bain simple elle ne se produit pas non plus. On peut donc dire :

1° *Que le lithium est transporté à travers les tissus humains par le courant dans le sens descendant ;*

2° *Que l'élimination n'est pas immédiate, mais qu'on*

peut, par des traitements répétés, arriver à imprégner l'organisme entier.

En se basant sur ces expériences et s'inspirant des théories nouvelles de l'électrolyse auxquelles nous avons déjà fait allusion, on doit expliquer l'action des courants continus sur la pénétration du médicament dans l'organisme de la façon suivante :

Le corps humain n'est pas conducteur comme un simple corps métallique ; c'est un véritable électrolyte, il se comporte comme une solution saline ; la preuve en est dans la destruction potentielle des tissus (production d'acide à l'entrée et de base à la sortie).

On sait que, sous l'influence du courant dans un électrolyte, les substances dissoutes se scindent en deux parties dont l'une, *ion électro-positif* (*cathion*) se porte au pôle négatif (*cathode*), c'est-à-dire descend le courant, tandis que l'autre, *ion électro-négatif* (*anion*), se porte au pôle positif (*anode*) ou remonte le courant.

Dans l'électrolyse du chlorure de lithium, le lithium (cathion) descend le courant, tandis que le chlore (anion) le remonte. L'arsenic (anion), par l'électrolyse de l'arséniate de soude, remonte le courant. L'iode (anion), par l'électrolyse de l'iodure de potassium, remonte aussi le courant. Ce qui se produit pour un électrolyte isolé a lieu aussi lorsque plusieurs électrolytes sont placés à la suite l'un de l'autre ; si l'on fait passer un courant dans deux dissolutions, l'une de sulfate de potasse, l'autre d'azotate d'argent séparées par une cloison poreuse, on trouvera au bout d'un certain temps, au pôle positif, de l'acide sulfurique et de l'acide azotique ; au pôle négatif, de la potasse et de la soude.

Dans une expérience restée célèbre, Davy disposait à la suite l'un de l'autre trois vases contenant : le premier de la potasse, le deuxième de l'eau et le troisième du sulfate de soude; il réunissait chacun d'eux au suivant par une mèche de coton mouillée. Le courant allant de la potasse au sulfate de soude, le potassium apparaissait à l'électrode négative, tandis que l'acide sulfurique manifestait sa présence au pôle positif.

Si nous transformons quelque peu cette expérience, en plongeant deux doigts d'une main dans chaque vase extrême, les choses se passent comme s'il y avait un seul vase. Donc, une main étant plongée dans un bain de chlorure de lithium mis en communication avec le pôle positif, l'autre dans un bain de chlorure de sodium négatif, nous réalisons les conditions précédentes : le corps humain est un électrolyte placé entre deux solutions électrolysables qui communiquent l'une avec le pôle positif, l'autre avec le pôle négatif; les choses se passeront alors comme dans l'expérience de Davy, avec cette différence cependant que les ions auront seulement tendance à se rendre à leur pôle respectif.

Pour y arriver, il faudrait qu'ils ne subissent pas en route d'action secondaire, qu'ils aient le temps de saturer l'organisme. C'est pendant sa course que nous surprenons en quelque sorte cet ion, lorsque nous constatons sa présence dans le voisinage du pôle d'entrée d'abord; plus tard, après la diffusion sanguine, dans l'organisme entier.

La théorie explique donc pourquoi le lithium est introduit par le pôle positif, l'arsenic par le négatif; pourquoi l'iode pénètre par la cathode, comme l'avait constaté Lauret, sans en trouver l'explication exacte. Le phénomène devra donc s'appeler, comme l'a proposé M. Labatut : *Le transport des ions dans les tissus organisés.* Et, si l'on veut par déférence conserver l'expression de cataphorèse, il faudra restreindre sa signification. *La cataphorèse* désignera le transport des *cathions;* on pourra lui opposer le mot *anaphorèse*, transport des *anions.*

Le lithium s'introduit par cataphorèse, l'arsenic pénètre les tissus par anaphorèse.

M. Destot (de Lyon) ne se range pas à cette théorie, et, s'inspirant des faits publiés par le docteur Aubert et de ses propres expériences, nie le passage des médicaments à travers la peau saine. Il admet la formation d'un dépôt dans les glandes et les tissus les plus externes, sorte de galvanoplastie externe. Les substances ainsi déposées seraient ultérieurement résorbées par les vaisseaux lymphatiques et sanguins.

De plus, il attribue dans le traitement une grande part des succès à l'action propre du courant continu.

CHAPITRE III

POSOLOGIE

Ces contradictions ne nous paraissent pas de nature à infirmer les conclusions de M. Labatut, et nous admettons le fait de la pénétration bien établi par ses expériences. Mais cela ne suffit pas, il faut aussi connaître le poids de substance entraînée, tâcher de doser le médicament dans ce mode d'administration, comme on le fait dans une potion ou une injection hypodermique. Ce point-là deviendra surtout capital si l'on arrive à administrer des substances énergiques, des alcaloïdes comme l'aconitine ou la cocaïne.

De nombreux essais ont été faits, des électrodes compliquées proposées, mais aucune n'a donné de résultats satisfaisants. Nous avons vu dans l'historique que Petterson et Morton s'étaient occupés de la question.

Le premier propose l'emploi d'un simple disque en platine muni sur sa circonférence d'un anneau en caoutchouc mou. La substance médicamenteuse en solution titrée est versée goutte à goutte sur des disques de papier buvard de la grandeur de la plaque métallique. L'anneau en caoutchouc empêche le liquide de couler autour de l'électrode. On fait passer le courant de 10 à 15 m. a. jusqu'à ce que le papier devienne parfaitement sec, puis on verse encore un certain nombre de gouttes et on continue. Petterson a fait faire, pour simplifier encore, des papiers imprégnés de substance active dosée. Il suffit alors d'ajouter quelques gouttes d'eau au moment de s'en servir. Il existe ainsi des disques de menthol, d'helléborine, de sublimé, de cocaïne exactement dosés.

Morton donne un procédé différent. Il fait une pâte avec du plâtre, du charbon pilé et de la gélatine, il incorpore dans cette pâte une quantité connue de substance active, puis fait ainsi des gâteaux de dimensions déterminées qu'il laisse sécher. Ces plaques sont humectées au moment de l'usage, appliquées à l'endroit voulu et mises en communication avec le pôle positif par l'intermédiaire d'un disque plat de charbon. On a ainsi, dit Morton, un électrode médicamenteux, bon conducteur et actif, présentant sur celui de Petterson l'avantage de ne pas nécessiter l'emploi d'un appareil spécial et d'être toujours bon conducteur, grâce au charbon, tandis que le papier ne sera bon conducteur que si le médicament possède cette propriété. On a préparé d'après ces principes des plâtres médicamenteux dosés.

Ces deux procédés de dosage nous paraissent aussi peu rigoureux l'un que l'autre.

Puisque l'électrolyse nous permet d'expliquer la pénétration du médicament, de prévoir le sens de l'entraînement dans chaque cas particulier, ne pourrait-elle pas nous donner ainsi le moyen de connaître à l'avance, théoriquement, le poids de substance introduit ?

Il semble, en effet, que l'entraînement doit se faire d'après les lois qui président aux phénomènes d'électrolyse, d'après les lois de Faraday, et que, s'il en est ainsi, nous possédons un argument irrésistible en faveur de la théorie adoptée.

Les poids de produits de décomposition électrolytique seraient donc proportionnels :

1° A l'intensité du courant ;

2° A la durée de l'électrolyse ;

3° A l'équivalent chimique de ces produits de décomposition.

Or, si nous nous reportons à l'expérience dont nous avons déjà parlé, dans laquelle M. Labatut essayait la pénétration du chlorure de lithium dans le muscle de cheval, nous voyons qu'il a trouvé dans la totalité du muscle les six dixièmes de la quantité qui eût été théoriquement transportée dans un voltamètre d'après la loi de Faraday. Ainsi, dans cette expérience comme dans l'introduction de l'arsenic chez un lapin par électrolyse de l'arséniate de soude, le poids de substance introduite diffère beaucoup de celui que donnerait la loi de Faraday.

Et, en effet, les conditions dans lesquelles on se trouve pendant l'introduction diadermique sont celles dans lesquelles se plaçait Hittorft, lorsqu'il étudiait la translation des éléments de décomposition électrolytique entre deux solutions différentes en contact.

Les déplacements de matières qui s'effectuent sous l'action d'un courant ne se bornent pas aux déplacements des ions. Les molécules en apparence non décomposées peuvent, elles-mêmes, subir des déplacements (électrolyse anomale).

Dans un voltamètre ordinaire, le chlorure de lithium subit cette électrolyse anomale; en même temps que l'ion lithium se déplace dans le sens du courant, les molécules de chlorure de lithium se déplacent en sens inverse. Aussi, dans le voisinage du pôle négatif, il y a perte de concentration. Cette perte de concentration, qu'Hittorff mesure par ses *nombres de déplacements*, dépend de la concentration de l'électrolyte lui-même.

Donc, voici ce qui se produit dans le muscle : le métal localisé à l'entrée du courant n'est plus, après sa pénétration, un ion libre; il se trouve à l'état de combinaison inconnue qui peut, comme le chlorure de lithium, subir un transport en sens inverse du courant. Et voilà pourquoi la quantité de lithium, trouvée par l'analyse dans le muscle de cheval, est inférieure à celle que donne la loi de Faraday. On voit donc que cette question est théoriquement assez complexe, qu'il faut tenir compte d'une série d'éléments tels que la dialyse, l'électrolyse, le transport en masse dans les deux sens, chacun d'eux ayant dans chaque cas une importance différente. Les données posologiques ne peuvent donc être établies que par des expériences directes.

Il sera même plus simple de substituer dans la pratique aux données posologiques les données du courant. Mais il deviendra indispensable d'indiquer, non seulement son intensité et sa durée, mais encore sa densité.

CHAPITRE IV

APPLICATIONS THÉRAPEUTIQUES

C'est en se basant sur l'expérience physique ou physiologique que l'on peut aborder l'application thérapeutique, et d'abord, puisque la substance introduite se localise surtout au point d'entrée, le médicament agira surtout localement. Nous commencerons donc par les traitements locaux.

I. — TRAITEMENTS LOCAUX

1° ANESTHÉSIES LOCALES PAR LA COCAINE OU LE CHLOROFORME. — TRAITEMENT DES NÉVRALGIES. — Nous avons cité, dans l'historique, les expériences de Wagner et Corning sur l'anesthésie voltaïque avec la cocaïne. Tous deux ont obtenu avec des éponges imbibées d'une solution à 5 pour 100, mises en communication avec l'anode, pour des intensités de 15 à 20 m. a., pendant une demi-heure à une heure, des anesthésies assez complètes.

Petterson a repris ces expériences en s'assurant que, par simple application sur la peau saine d'une solution de cocaïne à 10 pour 100, on n'obtenait pas d'anesthésie; que le courant seul ne modifiait en rien la sensibilité à la douleur. C'est en plaçant une solution de cocaïne à 10 pour 100 à l'anode, et dans ces conditions seulement, qu'il a obtenu des guérisons dans les névralgies sus-orbitaires rebelles. L'aconitine seule ou l'aconitine associée en parties égales avec la cocaïne calme les douleurs superficielles, si l'on emploie des courants peu intenses et de courte durée (5 à 10 m. a. — 15 minutes). L'anesthésie complète peut être produite avec des courants intenses et prolongés (20 à 25 m. a. — 45 minutes à 1 heure).

Nous avons vu qu'en 1886 Adamskiewicz préconise l'emploi du chloroforme comme anesthésique local et essaie la pénétration à travers les tissus du chloroforme par le pôle positif. Jusqu'à ce moment la substance active était appliquée au moyen d'une éponge imbibée de la solution médicamenteuse et mise en contact avec une plaque métallique. Le chloroforme s'évaporait trop vite dans ces conditions. Adamskiewicz propose une électrode spéciale composée d'une cloche métallique surmontée d'un manche creux sur une partie de sa longueur et muni d'une ouverture latérale par laquelle on introduit le chloroforme. La cloche est fermée à sa partie inférieure par une lame de charbon poreux qui s'applique sur la peau et la sépare du chloroforme. Adamskiewicz recommande dinterposer en outre un linge mouillé. Il prétend avoir obtenu d'excellents résultats dans les névralgies intercostales et celles du trijumeau, en appliquant un électrode mis en comnunication avec le pôle positif sur les points les plus douloureux et faisant passer pendant un quart d'heure ou une demi-heure des courants de 3-5-7 m. a. Il a réussi également à calmer les douleurs rhumatismales. Petterson a transformé l'apparel d'Adamskiewicz. Son électrode en ébonite a la forme d'une cloche, sous laquelle on place une éponge imbibée de la solution médicamenteuse et mise en communication avec le pôle positif de la pile. On applique directement l'appareil sur la partie malade, une courroie le tient fixé à l'endroit voulu.

D'après Petterson, la pénétration du choroforme est certaine, les effets anesthésiques sont très nets, et le courant continu seul n'a pas d'action sur l'élément douleur. Nous remarquons cependant qu'il est généralement admis par les électrothérapeutes que l'anode a une action calmante et produit de bons effets dans les névralgies. D'ailleurs l'application de la méthode est très douloureuse, il se produit de l'œdème même pour des intensités de 15 à 20 m. a. Les téguments présentent une zone pâle au point d'application et une auréole rouge tout autour. On constate toujours une vésication intense. On peut donc conclure que l'anesthésie locale est possible par ce procédé, mais qu'il faudra préférer les solutions de cocaïne, ou d'aconitine et de cocaïne, au chloroforme qui est mal supporté et peut produire des accidents. Nous pensons qu'à l'action de l'anesthésique doit se joindre celle du courant continu.

La méthode pourra donc être appliquée dans le traitement des névralgies. Il est bien évident qu'on ne peut songer à agir sur les douleurs névralgiques qui tirent leur origine de lésions éloignées (altération du ganglion de Gasser, par exemple). Mais dans les névralgies périphériques, les anesthésiques réussissent souvent et cette remarque peut aider dans le diagnostic différentiel.

2° Localisations articulaires du rhumatisme et de la goutte traitées par le chlorure de lithium. — C'est là l'indication principale de ce mode de traitement. Petterson et Morton songeaient seulement à agir sur l'élément douleur par la pénétration des anesthésiques. Morton avait proposé, pour que l'action soit localisée le plus possible, la méthode qu'il appelle *Anémie cataphorique*. Lorsqu'on veut avec un agent thérapeutique agir localement sur un membre ou une portion de membre, on a tout intérêt à éviter la diffusion du médicament dans l'organisme entier. La substance, ayant pénétré sous les teguments, est prise peu à peu par le courant sanguin et charriée dans la circulation générale. C'est pour éviter cela que Morton propose d'anémier l'organe en serrant avec une bande en caoutchouc la partie qui doit être traitée. Il fait alors passer directement *in loco dolenti* le courant transportant le remède qui se diffuse ainsi moins facilement dans la circulation générale.

Morton est parvenu par ce moyen à soulager de nombreux rhumatisants et à calmer des attaques de goutte.

En 1890, Edison voulut agir directement sur les tophus goutteux en provoquant la dissolution et l'élimination de l'acide urique par l'introduction de substances avec lesquelles il puisse se combiner pour former un corps soluble.

Il pensa alors au lithium, et, opérant comme nous l'avons indiqué dans l'historique, obtint de bons résultats ; mais il ne prouva pas son absorption et on lui objecta que les effets obtenus par son mode de traitement étaient dus à l'action propre du courant. On possédait en effet des exemples d'amélioration par les courants continus avec des électrodes imbibés seulement d'une solution de chlorure de sodium.

Cependant les expériences furent reprises par le Dr Imbert de la Touche, qui modifia quelque peu la méthode et attribua aussi les bons résultats à l'action du chlorure de lithium, sans prouver davantage sa pénétration.

Il faut arriver aux travaux récents de M. Labatut pour établir le fait d'une façon certaine.

Dans le traitement de la goutte, le principe de la méthode est le suivant :

De tous les sels de l'acide urique, les plus solubles sont les sels de lithium. Donc le premier but à atteindre est de maintenir l'acide urique dissous à état d'urate de lithium. Dans ces conditions, l'acide urique pourra s'oxyder et sera éliminé sous forme d'urée. Le lithium, ainsi libéré, pourra être réemployé à la formation d'urate de lithium.

M. Labatut se proposa de déterminer la quantité d'acide urique qu'un poids donné de lithium est susceptible de faire transformer en urée et de faire éliminer en cet état.

Il prit des calculs d'acide urique éliminés par un homme atteint de néphrite calculeuse et contenant 98 pour 100 d'acide urique avec un peu de pigments urinaires, des traces de soude et de chaux. Il introduisit, après les avoir pesés, deux de ces calculs sous la peau des pattes postérieures d'un lapin, chacun dans une patte et en des points bien symétriques. Le lapin, ainsi préparé, fut soumis à un courant de 10 m. a. pendant vingt minutes, le courant entraînant le lithium de la patte gauche vers la droite. Les séances furent répétées tous les deux jours pendant dix jours. On trouva ainsi que le calcul placé à l'entrée du courant avait subi une diminution supérieure d'un sixième à celle de l'autre. Le poids initial était, à gauche, de 0 gr. 1217, le poids final de 0 gr. 056, la perte de 0,0657. A droite, le poids initial était de 0,1077, le poids final 0,051 et la différence de 0,0567.

Mais on ne doit pas attribuer toute la disparition de l'acide urique à l'action du lithium, il faut tenir compte aussi de l'absorption par les tissus en contact avec le calcul.

Un autre calcul fut placé dans une patte de lapin qui n'était soumise à l'action d'aucun courant et y demeura pendant dix jours. Poids initial, 0 gr. 110; poids final, 0 gr. 082, ce qui donne une perte de 0 gr. 028. Si on la déduit de la perte totale éprouvée par les deux calculs dans la première expérience, on voit que la diminution s'élève à gauche à 0,0377 et à droite à 0,0287.

Le calcul placé à l'entrée du courant a éprouvé une perte de poids d'un quart supérieure à celle subie par l'autre calcul.

Dans cette expérience, où l'on a voulu réduire au minimum l'influence de la résorption propre aux tissus en contact, il a fallu employer une intensité de courant assez considérable pendant un temps très prolongé; aussi l'effet général a eu une action prédominante sur l'effet local et la dissolution s'est faite dans les deux pattes, mais, dans la pratique sur l'homme, il n'en sera plus ainsi ; il y aurait un réel danger à effectuer un traitement d'une telle intensité, aussi l'effet local sera supérieur à l'effet général, la différence sera même très marquée ; en opérant sur une articulation nous, n'observons jamais d'effet curatif sur une articulation voisine.

On peut donc admettre que l'effet curatif observé par les différents auteurs est bien dû à la dissolution de l'acide urique par le lithium, puisqu'on observe, en même temps que la diminution des tophus, l'augmentation de l'urée dans les urines.

Si l'on a observé des améliorations avec le courant seul, c'est que les électrodes étaient imbibés d'une solution de sel marin et que le sodium a été transporté. Ce métal forme, avec l'acide urique, des urates de soude beaucoup moins solubles que ceux de lithium, mais beaucoup plus que l'acide urique libre.

Comme l'avait démontré Lauret et comme le confirment les recherches de M. Labatut, la quantité de substance absorbée est toujours très faible, malgré cela les effets sont supérieurs à ceux de l'ingestion stomacale. Dans ce dernier mode d'administration, le lithium ingéré pénètre d'abord dans le torrent circulatoire et est éliminé par les urines avant d'agir sur les tissus, tandis que le médicament introduit tout d'abord dans les cellules par électrolyse interstitielle ne passe dans le sang qu'ultérieurement, puisqu'on ne retrouve le lithium dans les urines que vingt-quatre heures après le début du traitement. Le lithium se trouve donc dans les conditions les plus favorables pour agir sur l'acide urique. Un atôme (7 miligr.) de lithium déplace une molécule (168 milligr.) d'acide urique. On peut facilement introduire 15 millig. qui solubilisent 250 milligr. d'acide urique, c'est-à-dire à peu près la quantité qu'un sujet sain élimine en vingt-quatre heures.

Les principales applications thérapeutiques basées sur cette transformation de l'acide urique en urates solubles seront :

1° La dissolution des tophus goutteux uriques;

2° La dissolution des calculs rénaux d'acide urique ;

3° La suppression de l'attaque de goutte franche;

4° L'amélioration du rhumatisme articulaire aigu et subaigu;

5° L'amélioration de certaines formes de rhumatisme chronique.

De nombreux cas de guérison ont été cités par Edison, au Congrès de médecine de Berlin (1890), par les docteurs Aubert (de Lyon), Jourdanet et Laporte (de Grenoble). Nous ne voulons pas nous étendre sur les faits cliniques, mais indiquer succinctement les applications les plus importantes et les résultats les plus nets.

Technique opératoire. — Lorsque l'organe que l'on veut traiter le permet par sa situation, la solution de chlorure de lithium est mise en contact avec la peau sous forme de bain. Ainsi on fait plonger dans un réservoir en verre contenant la solution de chlorure de lithium la main ou le pied que l'on veut traiter; une électrode en charbon fait communiquer le bain avec le pôle positif de la pile. Le membre symétrique est placé dans un vase analogue mis en communication avec le pôle négatif et contenant une solution de chlorure de sodium.

M. Labatut préconise une solution à 2 pour 100, alcalinisée par 1/2000 de lithine caustique.

Lorsqu'on traite des rhumatisants qui sont en général très sensibles aux variations de température, il est bon de faire tiédir les solutions dans lesquelles ils doivent plonger leurs membres.

Tout appareil pouvant fournir un courant continu peut servir, mais il faut que le courant soit établi progressivement.

Avec le collecteur double dont nous nous sommes servi, les

malades ressentent des secousses et ne peuvent supporter un courant dépassant 10 à 15 m. a. En plaçant sur le circuit un rhéostat, on pourra opérer avec 20 à 25 m. a.

M. Imbert de la Touche a employé des courants beaucoup plus intenses : 60, 80, 100 m. a. Nous pensons que peu de malades supporteraient de pareilles intensités. Le mieux est de se fier à la tolérance de chacun et de ne pas détruire par une souffrance exagérée le bénéfice du traitement.

Les séances doivent durer de vingt minutes à une demi-heure ; au début on doit les répéter tous les jours ; plus tard les espacer, surtout pour les personnes chez lesquelles l'électricité détermine des phénomènes d'excitation et d'insomnie.

Si, au lieu d'un pied ou d'une main, on a à traiter un autre organe : genou, coude, épaule, la méthode du bain local n'est plus guère pratique. M. Labatut préconise cependant des appareils spéciaux à chaque articulation. Pour le genou, par exemple, une boîte cylindrique ayant la forme d'un tambour de basque et entourant l'articulation, mais le manuel opératoire devient alors difficile et dispendieux ; il est préférable d'employer les électrodes-éponges, que l'on imbibe de la solution médicamenteuse et qu'on peut appliquer sur les parties symétriques de deux membres, ou mieux de chaque côté d'une articulation (genou ou coude). Des plaques métalliques souples appliquent les éponges sur la peau et les mettent en communication avec les pôles de la pile.

S'il y a, au niveau des régions que l'on traite, de petites excoriations, il faut les isoler avec de la vaseline ; sans ces précautions, les picotements intolérables produits en ces points obligent à diminuer l'intensité du courant. Pour limiter l'action à une région bien localisée (articulations phalango-phalanginiennes, par exemple), il est bon d'entourer d'une bande de caoutchouc le reste du membre plongeant dans le liquide.

On peut aussi anémier l'organe en l'entourant d'une bande d'Esmarch. Si la portion du corps sur laquelle on veut opérer ne peut être, à cause de sa forme, serrée par une bande de caoutchouc, on se sert d'une bague d'ébonite fortement appliquée sur la peau. A l'intérieur de la bague se trouve une plaque métallique sur laquelle on peut placer les papiers dosés de Petterson ou une éponge imbibée de solution médicamenteuse.

Effets thérapeutiques :

Goutte. — Les effets immédiats sont chez les goutteux la mobilité plus grande des jointures, l'apaisement de la douleur. Dans la suite, les tophus diminuent de grosseur. Ils peuvent disparaître après une dizaine de séances.

Nous avons sous les yeux des observations d'accès de goutte qui ont cédé après cinq à six séances.

Rhumatisme articulaire chronique. — Dans le rhumatisme chronique, la méthode ne peut avoir la prétention de faire rétrocéder les lésions portant sur les cartilages et les os, mais elle fait disparaître assez rapidement les empâtements péri-articulaires et les douleurs qui en sont souvent la conséquence.

Rhumatisme articulaire aigu ou subaigu. — Dans le rhumatisme articulaire aigu ou subaigu, les résultats sont moins probants que dans la goutte. Cela n'a rien d'étonnant, étant donné la nature infectieuse de cette affection, si différente de la nature toxique des affections goutteuses.

On ne peut nier cependant l'efficacité du traitement sur la résolution des empâtements diffus péri-articulaires qui, eux, n'ont rien de tophacé. Si la théorie manque, les faits n'en sont pas moins constatés. On conçoit que le traitement ne peut être facile à appliquer dans le cas de rhumatisme articulaire aigu généralisé à plusieurs articulations et qu'il doit être réservé au rhumatisme subaigu ou aux formes lentes dans lesquelles le salicylate donne les moins bons résultats.

Que l'on ait affaire à la goutte, au rhumatisme articulaire aigu, subaigu ou chronique, on peut agir plus directement sur l'élément douleur en combinant le traitement au chlorure de lithium avec le traitement à l'acide salicylique (Bourget, de Lausanne). Le salicylate de soude est souvent mal supporté par les estomacs délicats. On peut l'introduire par anaphorèse en le plaçant au pôle négatif.

En somme, malgré les faibles quantités de médicament introduites, les effets sont supérieurs à ceux de l'ingestion stomacale à cause de la localisation du principe actif et de son introduction directe dans les cellules.

3° Traitement des tuberculoses locales. — On peut rapprocher ces faits des expériences de M. Destot sur le traitement des tuberculoses locales par l'introduction des sels de plomb dans l'organisme. Il a employé des solutions de sous-acétate de plomb à 5 pour 100 et cité des observations d'arthrite tuberculeuse du poignet, d'arthrite fongueuse et purulente du genou, dans lesquelles son procédé s'est montré particulièrement favorable.

II. — TRAITEMENTS GÉNÉRAUX

Mais, si le médicament agit surtout au point d'entrée du courant, son action retentit secondairement sur l'organisme entier.

Dans ce cas, la méthode a comme avantage de soumettre l'organisme à l'influence d'un médicament pendant une durée beaucoup plus longue que par tout autre mode d'absorption ; puisque cette durée a pour limite la restitution à l'organisme par les cellules de la peau des principes médicamenteux dont on les a imprégnées.

1° Pénétration du mercure dans l'organisme. — Gærtner et Ehrmann, dont nous n'avons fait que citer les expériences dans l'historique, essaient de faire pénétrer du mercure à travers les tissus ; leur but est d'éviter la voie stomacale et les accidents consécutifs à l'absorption du mercure par le tube digestif.

Ces auteurs se servent d'une baignoire à deux compartiments, l'un supérieur, l'autre inférieur, séparés par un diaphragme en bois s'adaptant à peu près hermétiquement à la partie du corps qu'il doit embrasser.

La partie supérieure du corps se trouve ainsi dans l'étage supérieur de la baignoire ; la partie inférieure, dans l'étage inférieur. Les parois et le plancher de l'auge sont tapissés d'électrodes recouvertes de planches percées de quelques ouvertures. Les deux compartiments ne communiquent entre eux que par des fentes capillaires qui offrent au courant une résistance plus grande que le corps humain.

L'un des compartiments est rempli d'une solution de sublimé, l'autre contient de l'eau salée. Chacun d'eux communique avec un des pôles d'une batterie. Cette disposition présente les avantages suivants : la densité du courant est égale dans toutes les parties de la peau qui baignent dans l'eau ; on peut mesurer exactement l'intensité du courant qui passe à travers le corps. On peut enfin soumettre alternativement l'une ou l'autre partie du corps à l'action de l'électrode active.

Dans une première expérience, le compartiment inférieur, mis en communication avec le pôle positif, contient 4 gram. de sublimé ; l'intensité du courant est de 100 m. a. durant quinze minutes. Dans les premières vingt-quatre heures, l'urine du malade contient déjà du mercure. Le quatrième jour, on en trouve 0 gr. 007.

Gærtner, faisant l'essai sur lui-même, place 6 grammes de sublimé dans le compartiment inférieur qu'il met en communication avec le pôle positif. Il se soumet ainsi à un courant de 100 m. a. pendant vingt minutes. Il sent un goût métallique ; la salivation mercurielle ne tarde pas à se produire et ses urines contiennent 0 gr. 013 de mercure.

Par ce procédé la voie digestive est évitée, l'absorption se fait par toute la surface cutanée, et non par un seul point, comme dans le traitement par les frictions mercurielles.

La méthode est en somme indolore, sans danger et non salissante.

2° Traitement de l'aménorrhée par les sels de fer. — Enfin citons en terminant les essais tentés par M. Labatut pour faire pénétrer du fer dans l'organisme. Cet auteur donne une observation d'aménorrhée guérie par ce mode de traitement. Le bain électrolysé était composé d'un mélange équimoléculaire de sulfate ferreux et de sulfate de magnésie neutralisé par l'ébullition avec une petite quantité de carbonate de soude.

Le fer a été retrouvé dans les urines, mais non dosé.

CONCLUSIONS

De tout ce qui précède nous pouvons donc tirer les conclusions suivantes :

« *L'introduction des substances dans l'organisme par l'action des courants continus est certaine, elle est due à l'électrolyse.*

» *La substance introduite se localise à l'entrée du courant; par une action prolongée, en une région donnée, on peut amener un certain état d'imprégnation locale, puis de saturation locale, la profondeur atteinte par cette saturation étant d'autant plus grande que le traitement est plus intense et plus répété.*

» *L'élimination par les urines n'est pas immédiate, mais elle se fait cependant assez rapidement pour être terminée quelques jours après la cessation du traitement. La substance active s'est donc répandue plus tard dans l'organisme entier.*

» *Les poids des substances introduites sont très faibles, et on ne peut par le calcul les connaître. Il faut pour chaque substance faire l'essai sur du tissu musculaire, et se rendre compte du sens de la pénétration, de la profondeur de l'imprégnation et des quantités introduites pour une intensité donnée, dans un temps donné, avec une densité connue.* »

En thérapeutique, les résultats correspondent à ceux fournis par les expériences physiologiques :

1° *Localisation de l'effet correspondant à la localisation du médicament;*

2° *Intensité de ces effets dus à la localisation et à la pénétration interstitielle.*

Nous avons donc là une méthode précieuse permettant d'attaquer localement les lésions par des éléments thérapeutiques appropriés.

On nous objectera que les poids de substances introduites sont faibles, peu importe puisque nous constatons des améliorations et des guérisons.

Nous nous assurons que les substances pénètrent, que le courant seul n'a pas d'action, nous devons logiquement en conclure qu'elles agissent à faible dose. Est-il d'ailleurs étonnant que ces éléments à l'état naissant possèdent des propriétés curatives exceptionnelles, alors qu'il nous est permis de constater dans le laboratoire des propriés physiques et des affinités chimiques spéciales à ces corps naissants ? Ces ions avec leur polarisation particulière qui, d'après Arrhenius, modifie considérablement leurs propriétés, ne peuvent-ils pas avoir sur les éléments de l'organisme une action particulière, favorable dans certains cas ?

Toutes les questions qui se rapportent à notre sujet sont loin d'être complètement éclaircies, mais les bases sont posées, les principes établis, on pourra multiplier et varier les applications thérapeuthiques.

Nous ne prétendons pas que cette méthode soit applicable d'une façon systématique, mais nous pensons qu'on aura tout avantage, en présence d'un organisme débilité, d'un estomac insuffisant, à essayer ce mode de médication; surtout lorsqu'il s'agira de substances comme le chlorure de lithium, le salicylate de soude ou le mercure, très mal tolérées le plus souvent.

Elle mérite donc que les électrothérapeutes la prennent en considération ; que les chercheurs en complètent l'étude.

INDEX BIBLIOGRAPHIQUE

L'ABBÉ NOLLET. — Recherches sur les causes particulières des phénomènes électriques (1753).

FABRÉ-PALAPRAT. — Archives générales de médecine (1833).

HITTORFF. — Ann. Pogg. (1853).

GAVARET. — Traité d'électricité (1858).

RICHARDSON. — Med. Times and Gaz. (1859).

ONIMUS et LEGROS. — Électricité médicale (1872).

MUNCK. — Ueber d. galv. Enflebrung differenter Flussikeiten in den Unverschuten lebenden Organismus. Reichus. u. Dubois-Reymond. Arch. (1879).

ERB. — Traité d'électrothérapie (1884).

BARDET. — Traité élémentaire et pratique d'électricité médicale (1884).

LAURET. — De l'introduction des substances médicamenteuses à travers la peau saine sous l'influence de l'électricité (Th. de Montpellier, 1885).

WAGNER. — Wienner medical Presse (1886).

LARAT. — Précis d'électrothérapie.

SOULIER. — Traité de thérapeutique.

HAYEM. — Revue (1886).

LOMBROSO et MATTEINI. — Reforma medica (juillet-novembre 1886).

GAREL. — Province médicale (1889).

EDISON. — Congrès de Berlin (1890).

Dr IMBERT DE LA TOUCHE. — Revue internationale d'électrothérapie (juillet 1891).

PETTERSON. — Revue internationale d'électrothérapie (septembre 1891). New-York medical Journal (novembre 1886, avril 1889, novembre 1890, janvier 1891.

LABATUT. — Dauphiné médical (mai 1893, juin 1893, avril 1894).

LABATUT, JOURDANET et LAPORTE. – Revue internationale d'électrothérapie (décembre 1894).

Dr AUBERT. – Dauphiné médical (novembre 1894). Lyon médical (septembre 1892). Revue internationale d'électrothérapie (août 1893, septembre 1893).

H. NEWMANN LAWRENCE et A. HARRIES. — Revue internationale d'électrothérapie (juin 1891).

Dr G. GAUTIER. — Rev. intern. d'élect. (mars 1891).

MORTON. — New-York med. Journal (janvier 1891, avril 1895).

DESTOT. — Lyon médical (septembre 1892, septembre 1894).

GÆRTNER et EHRMANN. — Semaine médicale (novembre 1889, septembre 1890).

CORNING. — New-York medical Journal (novembre 1886).

www.ingramcontent.com/pod-product-compliance
Lightning Source LLC
LaVergne TN
LVHW011958160826
845678LV00002B/596

* 9 7 8 2 3 2 9 6 8 0 2 0 0 *